I0408442

Come ottenere rapidamente una

confezione da 6

La guida no.1 su come ottenere sei Abs del pacchetto

Autore: Arnold Yates

Tutti i diritti riservati.
Nessuna parte di questa pubblicazione può essere
Riprodotta, memorizzata in o introdotta
In un sistema di recupero o trasmessa
In qualsiasi forma o con qualsiasi significa ad es.
Elettronico, meccanico, fotocopie
Registratore o altro. Senza
La previa autorizzazione scritta di copyright
Proprietario.

Limite di responsabilità/Disclaimer/esclusione di garanzia: mentre l'autore hanno usato i loro sforzi nella preparazione di questo libro, non fanno alcuna dichiarazione o garanzia relativamente all'accuratezza o completezza del contenuto di questo libro e specificatamente declinano qualsiasi garanzia implicita di commerciabilità o idoneità per uno scopo particolare. I consigli e le strategie potrebbero non essere adatte alla situazione; Se del caso, si deve consultare con un professionista o un medico. L'autore declina ogni responsabilità per eventuali danni commerciali persi o qualsiasi altro finanziari, inclusi ma non limitati a speciali, incidentali, consequenziali o altri danni.

Wait! Before you continue.... Would you like to like to have access to <u>FREE KINDLE BOOKS</u>?

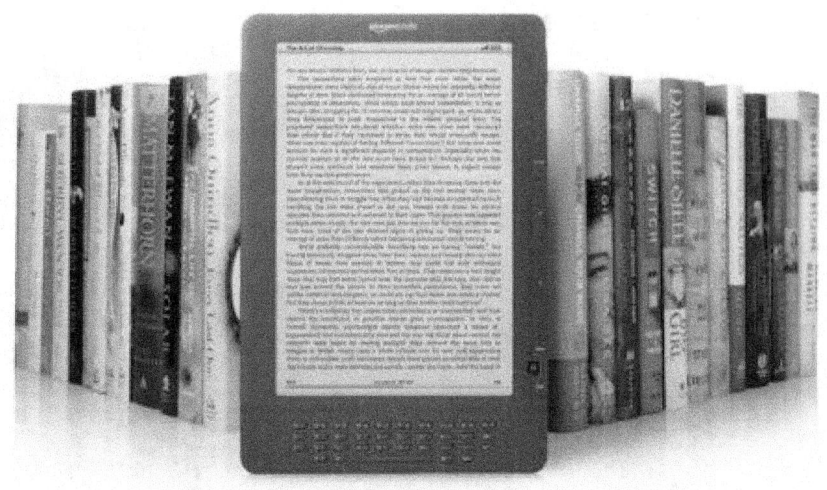

If you answered **YES** then

<u>CLICK HERE</u>

There is a FREE BONUS at the end of the book!

Sommario

Introduzione 5

Confezione da 6 101 – comprendere i muscoli che compongono il 'pacchetto'..7

Abdominis del rectus 7

Obliqui esterni 8

Obliqui interni...9

Abdominis trasversali 9

Consigli di allenamento...11

Differenza tra Cardio efficace e Non efficace 11

Allenamenti allenamento vs isolamento catena cinetica 15

Esercizio in modo creativo per rimanere in forma durante tutto 17

Rimanere coerente e creativo allo stesso tempo 22

Come ottenere il corpo perfetto di duro...................23

Esercizi con manubri per un corpo strappato 29

Introduzione

Allora, hai deciso finalmente liberarsi di tutta quella ciccia e rendere quei abs di uscire dalla clandestinità. Anche se hai già deciso di eliminare della ciccia, lusinghe quei muscoli addominali per visualizzare se stessi non è un compito facile. Si può già avere scoperto questo fatto dal crunch inutile che fai ogni giorno.

Tutto ciò che serve è il consiglio giusto per farli visualizzare se stessi in tutto il loro splendore. Basta pensare! Solo seguendo alcuni consigli di semplice esercizio, un piano di dieta buonissimo ed evitare alcuni errori (che si possono probabilmente essere commettendo in questo momento) può consentono di ottenere un corpo dell'assassino che chiunque sarebbe stato geloso di.

Vedete, c'è più di questo regime di mangiare i giusti generi di cibo o esercitare il vostro corpo alla polvere. Se si conosce l'esatti fattori che possono dare risultati immensi in pochi giorni, è possibile ottenere un corpo dell'assassino in nessun tempo affatto. Inoltre, non devi forzare te stesso a commettere o a uno qualsiasi di quei regimi. Essi sono così facile da fare e così piacevole che in realtà si anticiperebbe facendo loro ogni giorno.

Non è tutto divertimento e giochi però. Questo significa anche che si dovrebbe sapere cosa si dovrebbe evitare e la differenza tra scelte sane e apparentemente in buona salute. È inoltre necessario essere consapevoli della muscolatura che si decide di tono, in modo che è possibile evitare di commettere un errore doloroso mentre vi allenate il vostro addome.

Confezione da 6 101 – comprendere i muscoli che compongono il 'pacchetto'

Lo sapevi che hai già una confezione da 6 nascosto sotto tutti che carne? Si tratta di tutti lì sotto tutto questo grasso della pancia. Oltre la spinta di immagine evidente che si può ottenere se si riesce a sbarazzarsi di tutto quel grasso, si può anche salvare se stessi dal contrarre malattie mortali. Infatti, secondo il New England Journal of Medicine, grasso addominale effettivamente raddoppia il rischio di malattie ad alto rischio che si verifichino.

Tuttavia, prima di dirigersi verso la palestra, dare un'occhiata i muscoli effettivi che compongono il pacchetto 6 infame:

Abdominis del rectus

Forse si tratta di un muscolo che sarà necessario prestare particolare attenzione alla. È abbastanza a lungo come si estende dalla tua cassa toracica fino al bacino. Si utilizza questo muscolo ogni volta che è necessario portare il bacino fino la gabbia toracica o viceversa. Inoltre, anche se a volte si riferisce a come un pacchetto di 6 o 8, è solo un muscolo che è segmentato tramite tendini (tre dei quali sono orizzontali mentre l'ultimo è verticale) in modo da poter alzarsi da una posizione prona o esercitare facilmente. Sì, questi sono i muscoli che la maggior parte delle persone chiamano affettuosamente la confezione da 6, anche se di seguito anche compongono questa struttura:

Obliqui esterni

Questo muscolo è responsabile per facilitare il movimento di un lato a altro del corpo umano. Così, ogni volta che oscillare una racchetta, pipistrello o punzone qualcosa (o qualcuno), avete questo muscolo per ringraziare. Essi compongono entrambi i lati degli addominali ed eseguire lateralmente dalle costole per la pelvi, che consente di ruotare il tronco pure. Mantenere questo muscolo fit è la chiave per un fisico tonico e medio solido.

Obliqui interni

Questi muscoli iniziare dal bacino e andare tutto il senso fino alla fine delle costole. Situato proprio sotto il tuo obliqui esterni, sono ad angolo retto a loro al fine di proteggere la colonna vertebrale da lesioni. In altre parole, questi fungono da ammortizzatori risparmiando da un infortunio, se vi capita di torsione troppo o cadere mentre farlo. Inoltre, accadono anche per facilitare l'alto e giù un movimento del diaframma durante la respirazione. Probabilmente si può indovinare perché mantenendo questo muscolo in forma sarà vale la pena.

Abdominis trasversali

Questo è il muscolo principale che alimenta tutti gli altri. Situato sotto il muscolo retto dell'addome si stabilizza il vostro stomaco con il bacino e la parte bassa della schiena. Guarda come una cintura di peso naturale che salvaguarda la vostra spina dorsale e organi contemporaneamente e fornisce l'equilibrio corporeo. Esercitare questo muscolo vi permetterà di fare allenamenti più faticoso con facilità e perdere più peso durante il quello 6 confezione formazione.

Consigli di allenamento

Ora, si non può aspettare di perdere tutto ciò che il grasso e avviare il moine quegli addominali senza un regime di allenamento adeguato. Tuttavia, non crederete gli errori comuni che le persone fanno che sono abbastanza piccoli da trascurare ma abbastanza grande da avere un impatto il vostro regime di allenamento in modo negativo. Alcuni errori possono deploralo vostra salute con voi essere nessuno il più saggio! Di seguito sono alcuni suggerimenti di formazione che possono aiutare a mantenere quel fuoco di ferro sul vostro obiettivo 6 pack:

Differenza tra Cardio efficace e Non efficace

Molti i guru di fitness e i medici in generale credono che persone affette da malattie cardiache o obesità dovrebbe adottare l'allenamento aerobico leggero (comunemente noto come cardio) nel loro regime di esercizio quotidiano. Più spesso l'allenamento è composto da un 30 a 60 minuti di cardio per almeno 3-5 volte in una settimana di regolare il loro battito cardiaco. Tuttavia, questo non è 'cardio' a tutti ma un noioso e inutile «esercizio» che non avvantaggerà nel lungo periodo a tutti.

Vedete, secondo recenti evidenze mediche, cardio regimi come questa un'estremità per fare più male che bene se sono tenute. È necessario tenere a mente che il corpo umano è fatto per sopportare piccole esplosioni di sforzo in un momento, gli allenamenti non hardcore che lascerà trascorso prima di fare qualsiasi buona! In altre parole, è necessario adottare un metodo di allenamento 'stop-and-go' invece un ritmo costante che ti lascia letteralmente senza fiato e non in grado di funzionare per la maggior parte della giornata. Basta dare un'occhiata al Regno animale. Avete mai visto li esercitano essi stessi eccessivamente tanto mentre caccia le prede? Anche il re della giungla caccia in modo organizzato in modo da risparmiare energia e mantenere la forza avrà bisogno durante l'assunzione di un animale di grandi dimensioni. È inoltre necessario adottare quel periodo di recupero il proprio regime di allenamento, in modo che si ottiene che 6 pack in come piccola quantità di tempo possibile.

Un'altra cosa che dovete tenere a mente è il deterioramento fisico che può verificarsi se siete aggiornati che cardio eccessivo la formazione alcuni dei quali sono:

➢ lo spreco del muscolo (è vero).

➢ Ripartizione congiunta.

➢ Danno d'organo che può portare a patologie croniche.

Efficace o un regime variabile cardio d'altra parte, può molto di più di migliorare la vostra immagine fisica. Si può:

✓ Aumento anti-ossidanti nel corpo.

✓ Miglioramento dell'ossido di azoto generazione, che a sua volta può migliorare il sistema cardiovascolare.

✓ Aumentare i tassi metabolici che possono facilitare la perdita di grasso.

Inoltre, un cardio troppo costante allena il cuore a sopportare lo stress ad una determinata frequenza mentre cardio variabile efficace allena a rispondere favorevolmente ad ogni tipo e la quantità di stress rendendo così più forte tutto intorno. Ma rende anche abbastanza robusto per gestire quasi qualsiasi tipo di stress fisico che si può buttare a esso a lungo termine. In questo modo, non solo vi si riesce a ottenere il corpo dei tuoi sogni, ma sarete liberi da problemi di pressione sanguigna e altre malattie fisiche.

Allenamenti allenamento vs isolamento catena cinetica

Molte persone tendono a pensare troppo piuttosto che elegantemente quando si tratta di adottare un regime di esercizio che funziona. Come accennato, la maggior parte credono che lavorando loro membra all'osso può ottenere loro che desiderato 6 pack che molto più velocemente, quando è vero il contrario. Peggio ancora, alcuni credono che isolare un muscolo per un allenamento li aiuterà in questo senso. Nulla può essere più lontano dalla verità. Perché in nome del cielo si vuole farlo? Prima di tutto, il corpo non può funzionare correttamente se si adotta questo metodo. Ecco perché la muscolatura è un sistema coeso, in cui ogni legamento lavora per sostenere o rafforzare quelli si unì ad esso e viceversa. Ecco perché gli sforzi fisici che incorporano l'intera o la maggior parte della muscolatura sono più efficaci rispetto agli allenamenti di isolamento. Questo è anche perché è non possibile ottenere mai isolamento completo del muscolo durante l'allenamento di abs; cercando di farlo porterà solo a parti del corpo non corrispondenti invece di un'unità completamente funziona. Invece si hanno più probabilità di soffrire i seguenti disturbi se in insistete sulla standardizzazione della vostri arti:

➤ Joint dolori e dolori.

➤ Tendinite.

➤ grasso corporeo più del normale.

Avete mai visto gli atleti con corpi deformi? Ecco perché loro allenatori piuttosto strappare loro licenze ufficiali che li rendono a sottoporsi ad un allenamento di isolamento. I corpi strappati che essi lo sport parlano da soli. Fanno in modo che gli atleti sotto la loro cura adottano un regime di movimento complessi multi-articolare che può bruciare calorie ed esercitare ogni muscolo nel loro corpo.

Non solo si sarà in grado di ottenere quei 6 pack abs rapidamente adottando un regime di allenamento cinetico (o multi-muscolare), ma sarete in grado di spargere il grasso corporeo in eccesso più velocemente, aumentare le possibilità di attività ormonale e aumentare il vostro metabolismo allo stesso tempo.

Tuttavia, ciò non significa che si dovrebbe adottare un regime coerente a piedi per bruciare il grasso ventre. Rapide (ma breve) routine da jogging insieme con piccoli allenamenti in mezzo possono aiutare a bruciare quasi 250 calorie al giorno e ti carica come quei grassi ottenere utilizzati dal tuo corpo di lavoro duro per darvi l'energia per farlo attraverso ogni giorno.

Esercizio in modo creativo per rimanere in forma durante tutto

Arriverà un momento durante la vostra ricerca di confezione da 6 quando si dovrà affrontare ostacoli frustranti in forma di inutili sforzi e ciccia che semplicemente si rifiuta di scomparire. Un minuto ti ritrovi in cima al mondo, ferro di pompaggio, facendo cardio mite e altri esercizi con risultati fantastici e la successiva che si trova debole impastate, senza fiato ed eccessivamente stanco come il passare dei giorni. Si può anche scoprire che hai guadagnato alcuni di quei chili che hai perso!

Non c'è bisogno di preoccuparsi. Questo accade a praticamente ogni newbie cardio cruiser. Il motivo per il loro caso è semplice. Se si bastone per l'allenamento stesso noioso giorno dopo giorno invece di introdurre alcune variabili per renderlo più creativo e a sua volta, efficace, ottenendo quel pacco 6 rimarrà un sogno irrealizzabile.

Tuttavia, non cercare di essere creativi dal ottenere andare. È necessario rendere il vostro corpo abituato a un regime fisso in primo luogo prima di ottenere creativo con esso, altrimenti si può iniziare a rompere troppo presto. Un buon modo per farlo è quello di esercitare secondo un insieme specifico e regime rep (o ripetizione) insieme a pause in mezzo. Se per esempio attualmente l'allenamento con manubri, è possibile dividere l'allenamento in insiemi di 5 esercizi con 8 ripetizioni per ogni insieme a una pausa di un minuto. Ripetere questo ciclo per 6-8 settimane per abituare il corpo a tale sforzo e per renderlo abbastanza in forma per sopportare più tassare formazione prima di introdurre eventuali modifiche ad esso. Se si modifica il regime troppo presto, si rischia di grippaggi o stancarsi troppo presto. Stimolante per un certo periodo di tempo permetterà ai muscoli di abituarsi a una certa quantità di stress loro rafforzamento per il lungo viaggio verso l'ambita confezione da 6. In questo modo, il tuo corpo avrà anche qualcosa per ancorare i suoi progressi affinché esso non si arrende su di voi come si inizia a fare esercizi più gravi.

Dopo circa 6-8 settimane, vi troverete in grado di sopportare quell'allenamento che sembrava così faticoso quando hai iniziato su di esso. Tuttavia, il vostro progresso rallenterà un po' in questo momento così e che è anche il vostro corpo dicendo che ha bisogno di un cambiamento.

Per vivacizzare l'allenamento dopo questo periodo di tempo, è possibile modificare il tipo di allenamento che si sta facendo. Ad esempio possibile modificare vostri rappresentanti di manubrio con sollevamento di peso macchina basata, incorporare i pesi più pesanti o cambiare il ritmo del tuo allenamento di:

- ✓ Eseguire 6 set insieme a 6 ripetizioni e un tapis roulant funzionare per 3 minuti tra ogni set.
- ✓ Sollevare più pesi che è possibile gestire (nessuna necessità di ferirsi con l'aggiunta di più) eseguire 8 insiemi con 1 rappresentante per 30 secondi.

✓ Utilizzare due manubri e fare 1 set comprendente 50 ripetizioni.

✓ Provare un allenamento completo del corpo come presse a bilanciere o manubri squat per mezz'ora o 20 minuti a un tratto.

✓ Per ottenere davvero quel pompaggio del sangue, fare un allenamento completo del corpo come trazioni, flessioni, trazioni, affondi, in esecuzione su e giù per le scale, salto della corda ecc.

✓ Se siete veramente avventuroso (e fisicamente in forma), allora si possono provare una dozzina diversi esercizi senza prendere una pausa a tutti.

✓ Per mantenere il vostro avviso di corpo, 'confuso' e velocizzando il vostro regime di allenamento abituale un giorno e rallentando notevolmente il prossimo. In questo modo, il tuo corpo non crescerà slack con ripetizione.

Basta essere creativi e fare ciò che viene in mente di cambiare il tuo metodo di allenamento. Sicuramente otterrete risultati cosi e divertirsi mentre lo fa troppo.

Rimanere coerente e creativo allo stesso tempo

Il regime di cui sopra può sembrare difficile all'inizio, ma una volta fatti nella routine delle cose, potrà essere scricchiolio, sollevamento, Sprint e altri addominali esercizi di costruzione come un pro in nessun tempo! Tuttavia, non si ottiene troppo creativi con il vostro regime. Vi ritroverete tutto il posto e può anche buttare fuori il vostro flusso di allenamento se lo fai.

Il modo migliore per garantire un regime di allenamento facile e rilassante e rimanere come coerente possibile senza rinunciare a delle variabili, è di mantenere un determinato ciclo, ma migliorare su di esso entro un periodo di tempo specifico (come il

4-8 settimane dal momento che il tuo corpo inizierà a rallentare dopo questo intervallo) sotto forma di esercizio variabili. Giocare con l'ordine degli esercizi, il numero e la frequenza di set e ripetizioni, tipi di esercizi, il numero di metodi di allenamento, gli intervalli tra periodi di riposo, velocità di ogni set, ecc.

Come ottenere il corpo perfetto di duro

Tutti fondamentalmente sanno che facendo squat e ascensori morti sono gli esercizi di corpo duro più popolari là fuori. Ecco perché con le loro forze combinate, facilitano il guadagno muscolare e la perdita di grasso a causa del gran numero di muscoli necessari per eseguire tali operazioni. Inoltre, incoraggiano anche escrezioni di ormone nel corpo (come l'ormone della crescita, testosterone, ecc). Si è anche scoperto che squat contribuire allo sviluppo di parte superiore del corpo insieme con la parte inferiore, anche se in genere non usano muscoli superiori. Questo è anche perché entrambi questi sono considerati un regime di allenamento completo perfetto per atletici e regolari esercizi e perfetto delle alternative a regimi di cardio noioso.

Come fare gli squat

- ✓ Squat quel tanto che basta per rendere le cosce parallele al pavimento (non funzionerà se tradisci poiché i muscoli non si sentono alcun alcun tipo di sforzo). Squat per quanto si inizia a sentire qualche disagio nelle cosce e si può sentire ogni muscolo in loro. Questo rafforzerà le gambe e schiena.

- ✓ Fare questo diritto, mantenere i glutei, torna dritto e cercare di non allungare le ginocchia passato le dita dei piedi.

- ✓ La squat migliori sono quelli in cui la parte posteriore non è permesso di arco. Per fare questo facilmente, assicurarsi che la testa è come si piega verso il basso e l'addome è

stretto durante l'allenamento. Questo aiuterà
anche a tonificare gli addominali.

✓ Assicurarsi che i piedi sono ben distanziati e le
dita dei piedi è estese un po'.

Uno dei modi che è possibile garantire che stai
facendo squat correttamente è quello di alzarsi da
una sedia. Prima di tutto, entrare in possesso di una
sedia, sedersi su di esso e quindi tenta di alzarsi senza
inclinarsi in avanti con i glutei fuori e con la schiena
dritta. Se non è necessario piegarsi in avanti per
alzarsi, significa che si sta facendo squat corretto.

Set di Master lo squat facendo 3 con 12 ripetizioni
fintanto che ci vuole per poter stare in piedi senza
inclinarsi in avanti. Una volta che hai raggiunto,
provare ad aggiungere qualche peso a questo
allenamento lavorando su un rack squat. Impostare la
barra sotto il livello della spalla e le barre di sicurezza
più basso necessario per supportare il bar con la
spalla. Ora, vai sotto la barra e con i palmi delle mani

rivolti in avanti afferrarlo utilizzando una presa larga. Se il peso rende il vostro luogo scomodo, le spalle un bar pad su di loro e posizionare il peso sulla parte superiore della schiena.

La posizione corretta sarebbe:

✓ Subito indietro.
✓ Gomiti alti.
✓ abs stretto.
✓ Petto e arrotolare.

Squat può essere fatto utilizzando un numero di forniture gratis ponderate come bilancieri, manubri, Bollitore campane, sacchi di sabbia ecc. Tuttavia, ci sono alcuni allenatori che credono che fare squat utilizzando un sconfigge macchina l'intero scopo dell'esercizio. Se siete d'accordo con loro, quindi è possibile esercitare utilizzando squat posteriore con bilanciere in cui poggia il peso sui muscoli trapezio situati nella parte superiore della schiena. Altri squat che si può provare sono l'overhead e squat frontale, che incorporano un bilanciere posizionato davanti alla testa e in una morsa di strappare sopra la testa, rispettivamente.

Tuttavia, utilizzando tutti i tre squat durante i set e ripetizioni possono aiutarvi a raggiungere tale variabile altamente efficace esercizio workout.

Come fare squat frontale

Si tratta di un esercizio popolare poiché permette i muscoli addominali a crescere in maniera stabile rispetto al back squat. Questo tonifica la parte inferiore del corpo, ma può anche rafforzare il vostro core ed evitare di cadere sulla vostra parte posteriore mentre si sta facendo quei squat.

È necessario anche difficoltà mettendo quel bar sulle vostre spalle. Puoi farlo in due modi. Nel primo metodo si passo sotto la barra e incrociare le braccia pur ponendo il bar nello spazio creato dal muscolo vicino all'osso nella spalla. Assicurarsi che i gomiti sono elevati ed equivalenti al piano.

Per assicurarsi che la barra non scivolare, utilizzare il pollice per premere verso il basso sulla barra per sostenerlo. Si può anche tenere usando il palmo delle vostre mani con la barra che riposa sulle vostre spalle supportate dalle dita. I gomiti e la parte superiore delle braccia deve rimanere alta e parallela al terreno durante entrambi di questi esercizi. Si incorrerà il rischio del peso eventualmente cadere in piedi altrimenti.

Avviare lo squat da seduto con il peso concentrato sui talloni, piuttosto che le palle dei vostri piedi in modo che le ginocchia non sentono il peso della forza e a rinforzare le loro articolazioni.

Affinché che si rimane privo di lesioni e di abituarsi all'esercizio, parte anteriore pratica squat utilizzando solo il bar o un peso più leggero. Il tuo abs riceverà un allenamento più approfondito con questo esercizio rispetto al back squat.

Esercizi con manubri per un corpo strappato

Molti anni fa, preparatori atletici e allenatori di condizionamento ha cominciato a cercare dei metodi di allenamento che potrebbero tono loro atleti senza costringerli a passare troppo tempo lavorando. Cioè quando si avvicinò con la routine 'complessa' che utilizza un bilanciere o un set di manubri che un atleta può utilizzare per eseguire un numero di esercizi diversi in un insieme. In altre parole, si sono resi conto che aumentando i pesi per esercizi aumentato le probabilità di un allenamento eccellente e molto efficace in un breve lasso di tempo.

Tuttavia, ciò che li rende molto faticoso e 'complesso' è la mancanza di pause in mezzo. Appena finisci un esercizio, sarebbe allevamento per il prossimo senza pausa. Dovete conoscere i tuoi limiti prima di tentare questa sequenza, se non vuoi farti male.

Non puoi continuare l'allenamento stesso giorno dopo giorno se volete risultati rapidi. A ravvivare in esso, è possibile introdurre questi 'complessi' nel vostro regime. Questi sono diversi dal set standard e ripetizioni poiché invece di ripetere questa sequenza, si esegue un rappresentante di ogni seduta di allenamento in un set di uno dopo l'altro per fare un set di variabili. In altre parole, vi si esibiranno diversi esercizi in sequenza per alleviare la noia e lavorare ogni muscolo nel vostro corpo al meglio.

Ecco perché questo è molto diverso da allenamento a circuito. Non solo fa la muscolatura stessa esercitare al meglio, ma così in un brevissimo lasso di tempo. Preparatevi a prendere fiato, come si fa questa sequenza dopo l'esecuzione di due volte o tre volte di fila e sentire il piacevole tingles che scorrono su e giù per il vostro corpo quando si è terminato (che è un segno di un buon allenamento a proposito).

Quindi, per riassumere, un allenamento di peso complesso può:

- ✓ Migliorare la vostra frequenza cardiaca e la capacità.
- ✓ Rafforzare i muscoli.
- ✓ Bruciare enormi quantità di calorie.
- ✓ Salvare immense quantità di tempo (anche 5 turni prendere a soli 10 o 15 minuti per completare).

View books from

<u>ARNOLD YATES</u>

1-Bodybuilding: How to Easily Build Muscles and Keep Mass Permanently:10X your Results and Build the Physique That You Want.

2-Calisthenics: Complete Guide for Bodyweight Exercise, Build your Dream Body in 30 Minutes

3- Atkins Diet- Lose weight and feel great with tips and recipes.

4- High blood pressure solutions: 40- super foods that will naturally lower your blood pressure

BOOKS

<u>Ketogenic Diet: Cookbook with recipes for fat burn and permanent weight loss</u>

<u>Meditation for beginners (available in different languages)</u>

<u>Beginners guide to essential oils (Available in different languages)</u>

<u>Extreme Belly fat loss (available in different languages)</u>

<u>Reverse diabetes (available in different languages)</u>

<u>Author: alexander Grey</u>

<u>Author: Arnold yates</u>

<u>Dr Mike Drew</u>

Just to say "Thank You" for buying this book.

I want to give you " 6 Principles to 6 pack abs" valued at ~~$19.99.~~

YOURS FOR FREE

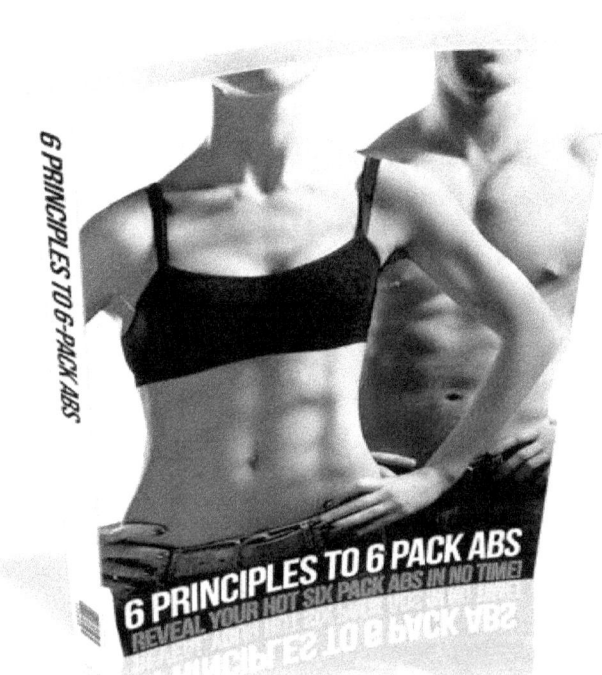

CLICK HERE

www.ingramcontent.com/pod-product-compliance
Lightning Source LLC
Chambersburg PA
CBHW071318280526
45788CB00004B/1933